VOYAGE MÉDICAL
EN ORIENT,

PAR LE Dr CHAMPOUILLON.

EXTRAIT DE LA GAZETTE DES HOPITAUX.

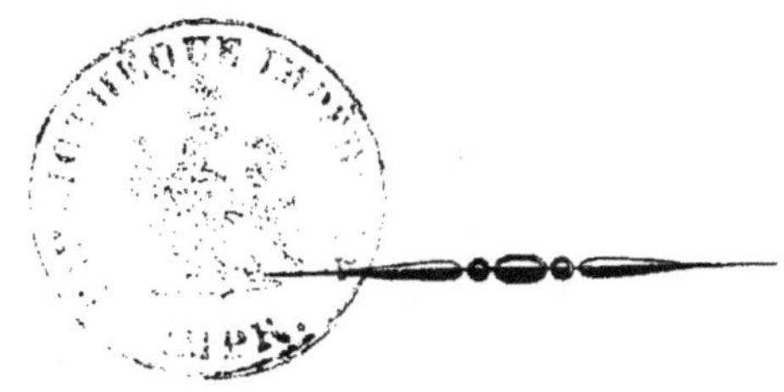

PARIS
TYPOGRAPHIE HENRI PLON,
IMPRIMEUR DE L'EMPEREUR,
RUE GARANCIÈRE, N° 8.

1855

VOYAGE MÉDICAL

EN ORIENT.

I.

Personne en France n'a oublié le malheureux désastre de la Dobrutscha; on se souvient qu'une colonne expéditionnaire, partie de Varna pour faire tête aux Cosaques, fut décimée par le choléra sur les rives du Danube. Plusieurs médecins militaires, morts victimes de cette catastrophe, laissaient dans les ambulances de notre armée d'Orient un vide qu'il importait de combler le plus promptement possible. Ce fut à cette occasion que MM. Mounier, Chenu, Legouest, Tholozan et moi reçûmes de M. le ministre de la guerre l'ordre de nous rendre immédiatement en Turquie pour remplacer nos camarades défunts.

Peu d'itinéraires ont été aussi souvent décrits que celui que nous allions suivre; peu de contrées ont autant exercé la verve des poëtes voyageurs que les contrées que nous allions voir. Aussi serait-il difficile aujourd'hui à un simple touriste de récolter en Orient quelque impression nouvelle pour ses lecteurs. Mais, en dehors des tableaux qui s'offrent à l'admiration de l'artiste, il y a pour le médecin attentif tous les matériaux qui peuvent répondre au désir d'une relation scientifique.

De même que l'industrie, l'hygiène se perfectionne par la comparaison des procédés; il y a donc toujours quelque profit à tirer de l'étude des mœurs, des usages, de la législation chez des peuples parvenus à des degrés inégaux de civilisation. C'est dans ce sens que j'ai dirigé toutes les observations que j'ai faites sur les pays qu'il m'a été donné de visiter.

Partis de Paris le 4 septembre, nous nous embarquions le 6 à Marseille sur le paquebot *le Thabor*. Le lendemain nous nous éveillâmes en face des côtes méridionales de la Corse.

Si le regard s'arrête volontiers sur les paysages riants et fleuris, il se plaît aussi quelquefois à contempler les sites d'un aspect sévère et désolé. Les montagnes dénudées, les rochers aux figures bizarres, la brume qui enveloppe ces fantômes d'un linceul funéraire, le sifflement des vents, les cris des oiseaux de proie qui se font entendre au-dessus des abîmes impressionnent toujours l'homme qui a le moins de penchant à la mélancolie. Tant que le voyageur reste en vue du littoral de la Corse et des rivages stériles de la Sardaigne, il lui est bien difficile de ne point se laisser aller à ce recueillement rêveur qui naît du spectacle tantôt majestueux, tantôt attristant qu'il a constamment sous les yeux. Mais dès qu'il a doublé le Stromboli, franchi la passe dangereuse de Charybde et Scylla, il arrive en face de Messine, de Messine encadrée dans le plus charmant paysage qui puisse se voir; alors son âme s'ouvre à d'autres sensations.

Pour nous, nous abordions la Sicile dans un fâcheux moment; depuis un mois le choléra exerçait dans cette province d'horribles ravages. A Palerme, la population éperdue s'était portée en armes chez le Gouverneur, lui enjoignant d'arrêter sur-le-champ la marche du fléau. Le gouverneur avait répondu à cette sommation par des coups de fusil : excellent moyen pour empêcher les gens de mourir de la peste.

Comme nous avions quitté Marseille avec la patente *brute*, nous fûmes naturellement admis à pratiquer avec Messine. Dès que cette autorisation fut connue à bord, les passagers se mirent en mesure de gagner la ville, chacun se portant là où ses goûts l'attiraient. De mon côté, je m'empressai de descendre à terre en compagnie du docteur Chenu et du colonel Duhème. Nous visitâmes d'abord la cathédrale : en pénétrant dans cette église, nous fûmes suffoqués par une odeur putride insupportable. Un prêtre, auquel nous manifestions notre surprise, nous dit que, l'épidémie faisant chaque jour sept à huit cents victimes, les habitants valides, saisis de frayeur, avaient pris la fuite vers les montagnes, de sorte que les malades mouraient complétement délaissés. Par suite de fouilles pratiquées dans les maisons désertes, on découvrit un grand nombre de cadavres dans un état de putréfaction avancée. Tous ces cadavres, rassemblés sans précaution, avaient été portés à l'église, où leur présence était devenue la cause de l'infection qui nous affectait si désagréablement.

Il faut le dire à leur honneur, les Siciliens nous ont paru faire très-peu de cas de tous les préservatifs tant préconisés en France. Ils s'en remettent plus volontiers à la Providence du soin de les guérir. Au moment où nous sortions de la cathédrale, nous nous heurtâmes contre une femme en guenilles dans l'attitude de l'humilité, léchant les unes après les autres toutes les marches du saint édifice. Une fois cet acte de mortification accompli, la face de cette pauvre créature s'illumina d'un rayon d'espérance en la protection divine. Ce procédé prophylactique est, dit-on, fort accrédité dans le pays. Chez nous, région des esprits forts, on se contente en pareille occasion de porter sur soi un morceau de camphre.

Des bâtiments délabrés, des malades entassés dans des salles ignobles et fétides, de méchants grabats, des couvertures en lambeaux, du linge grossier et sordide, des vases égueulés, des infirmiers nonchalants et en petit nombre, tel est le spectacle dont nous fûmes contristés en entrant dans l'hôpital où se trouvaient réunis les cholériques indigents de Messine.

Un moine ou monsignor, je ne sais trop sa qualité, mais un homme affable et de bonnes façons, était chargé du service médical de cet établissement. Devinant le désir que nous avions de connaître sa méthode thérapeutique contre le choléra, il nous montra un flacon rempli d'acétate d'ammoniaque; avec ce médicament, il cherchait à provoquer la réaction; une fois cette réaction obtenue, il la modérait, quand elle se montrait trop vive, au moyen d'une application de sangsues à l'épigastre. Pour cet excellent confrère, la maladie n'est autre chose qu'une gastro-entérite de nature pestilentielle. Nous ne jugeâmes point à propos de combattre cette doctrine, ne la trouvant pas plus hétérodoxe que toutes ces vues excentriques auxquelles notre Academie a la bonté de faire périodiquement accueil.

Nous avions entrepris notre pèlerinage dans Messine par un de ces temps chauds, humides, orageux, qui font éclore les fleurs et les épidémies. De retour sur le port, nous entrâmes dans un café pour nous reposer et nous rafraîchir. Il ne s'y débitait que des glaces et des sorbets au vin de Massala; nous prîmes donc des glaces et des sorbets à l'exemple d'une foule d'indigènes qui se livraient là au même genre de consommation que le nôtre. En France c'eût été peut-être une imprudence, surtout pour moi convalescent d'une violente attaque de cholérine : ici nous n'eûmes point à nous repentir de notre témérité.

Vers cinq heures du soir, escortés d'une légion de mendiants, nous ralliâmes le bâtiment, où l'on nous attendait avant de lever l'ancre. En donnant un dernier regard à Messine, cette ville si propre, si régulièrement étalée sur le versant septentrional d'une colline verdoyante, je constatai une fois de plus combien sont inexplicables les prédilections qu'affecte le choléra dans ses pérégrinations vagabondes, puisque les cités les plus salubres ne sont pas toujours à l'abri de ses caprices. Nous le verrons plus loin, au contraire, respecter ou dédaigner, comme on voudra, d'infects cloaques, tels que certains quartiers de Constantinople.

Après avoir navigué pendant quelques heures dans le détroit de Messine, nous entrons dans les eaux de la mer Ionienne. A peine nous étions-nous éloignés des côtes de la Sicile et de la Calabre, que le navire commença à bondir sur des lames furieuses venant du golfe Adriatique. Cette agitation continuelle ne tarda point à produire ses effets accoutumés : la garrulance des passagers, jusque-là bruyante et animée, fut bientôt remplacée par les angoisses silencieuses qui préludent au *mal de mer*.

On a beaucoup disserté, sans pouvoir se mettre d'accord, sur les causes probables de cet affreux malaise; on ne s'entend guère davantage sur le moyen de s'en garantir. D'habitude les conseils de l'expérience ne manquent pourtant pas à bord; chacun a sa recette, qu'il vous vante comme la meilleure. Ainsi, l'un vous dit : Promenez-vous au grand air sur le pont; l'autre vous recommande de vous accroupir adossé au grand mât; celui-ci vous envoie vous coucher; celui-là vous exhorte à manger. Ces avis peuvent être bons, mais ils ne conviennent pas également à tout le monde. Je dirais volontiers, moi : Hâtez-vous de vomir; car une fois que ce tribut inévitable a été payé, les révoltes de l'estomac s'apaisent, l'appétit renaît, le tangage et le roulis se supportent très-bien sur le pont, à la condition toutefois de ne point quitter le centre du bâtiment. Il reste bien encore quelques nausées, de l'amertume à la bouche, mais l'acclimatement est acquis pour la plupart des passagers. On en rencontre néanmoins que rien ne soulage; on les voit disparaître au moment du départ, ils ne se remontrent plus qu'à l'heure du débarquement : leur supplice a duré autant que la traversée.

Je suis convaincu, par l'expérience que j'en ai faite plus d'une fois, qu'il suffit souvent d'une volonté ferme, secondée par de profondes inspirations d'air frais, pour retarder ou pour amoindrir les effets d'une crise qu'aggrave ordinairement une résignation pusillanime.

Nous fûmes poursuivis par la houle et par de violentes rafales jusqu'au delà du cap Matapan. Peu à peu la mer s'améliora, et le 12 nous entrions dans la rade du Pirée par un temps magnifique. Le port du Pirée forme un arc de cercle tellement régulier qu'on le croirait tiré au cordeau. La ville, bordée de quais solidement établis, a un aspect tout moderne; elle se compose de maisons fort élégantes, au milieu desquelles se fait remarquer le bâtiment de la douane.

Au delà du Pirée, Athènes se dessine à nos yeux comme une irrésistible tentation. Nous espérons y être dans quelques heures. Tandis que MM. Scoutetten et Santy négocient au bureau de la santé notre admission en libre pratique, *le Thabor* est entouré d'une foule d'embarcations que montent des indigènes attirés là par une curiosité malveillante. On les voit attentifs à compter le nombre de soldats que nous transportions en Orient.

Malgré ma sympathie pour le peuple hellénique, mon premier jugement ne lui fut pas favorable; je trouvais à ces Grecs, comme à tous ceux que j'ai vus depuis, un regard astucieux et méchant. Ceux-ci ne manquèrent pas de nous donner des témoignages de leur animosité ingrate envers le nom français en nous prodiguant à voix basse d'ignobles injures.

Nous nous promettions bien de châtier dans un instant, comme elle le méritait, cette bande de vauriens, lorsqu'on nous informa que le conseil de la Santé nous consignait en rade, sous prétexte que nous venions de Marseille et que nous avions touché à Messine, ville où régnait le choléra. Je dis le prétexte, parce qu'au moment même où l'on nous signifiait cet arrêt, l'épidémie, dont nous étions considérés comme les agents vecteurs, sévissait précisément au Pirée et débutait à Athènes. N'étions-nous pas faits, au contraire, pour nous donner la main avec les Athéniens? Que peut-il en effet résulter de fâcheux du contact de pestiférés entre eux?

Si la juridiction des bureaux sanitaires n'est point exempte d'absurdités, ses décisions toutefois sont sans appel. Il fallut donc nous soumettre et nous résigner à passer toute cette journée de relâche accoudés sur les bastingages du *Thabor*.

La route qui conduit du Pirée à Athènes traverse une plaine nue, sans arbres, couverte d'herbes sèches sur lesquelles venait de passer l'été brûlant; des champs mal cultivés, indiquant un peuple paresseux qui a horreur de l'agriculture. La fameuse forêt des oliviers plantés par Minerve elle-même est le seul point sur lequel l'œil découvre un peu de verdure. Mais le tableau qu'offre Athènes est magique; c'est bien là le gîte de l'un des plus grands peuples qui fut autrefois.

Le Pentélique et le mont Hymette, aux courbes gracieusement ondulées, encadrent une véritable collection de merveilles. C'est d'abord la formidable tour des Vents, assise sur l'Acropole, à côté du Parthénon, le chef-d'œuvre le plus parfait qui soit sorti de la main des hommes; puis les Propylées; puis le Pnyx, l'ancien Forum; puis le temple de Thésée, celui de Jupiter; le Parnèse, le Cythéron, l'Ilissus. Tout cela en face de la mer et de l'immensité!

On retrouve chez les Grecs d'aujourd'hui non-seulement la perfidie, mais encore certaines réminiscences de la superstition de leurs ancêtres. Ainsi, non loin de la tribune aux harangues, dont les marches taillées dans le rocher se voient encore telles que les foulèrent Périclès et Démosthène, existe un bloc de granit incliné dans le sens de sa longueur; c'est une croyance chez les femmes du pays privées d'enfants, et qui désirent devenir mères, qu'en se laissant glisser un certain nombre de fois sur le ventre le long de cette pierre, elles mettront fin à leur stérilité. Les traces d'usure que l'on remarque sur ce roc mystérieux attestent qu'il n'a rien perdu de sa vogue depuis la plus haute antiquité.

La vigne est soigneusement cultivée dans plusieurs contrées de la Grèce; les ceps y ont une force de végétation incroyable, et les raisins y acquièrent un volume monstrueux. Le vin qu'on en retire serait d'une qualité supérieure si les habitants ne le gâtaient point par la détestable habitude d'introduire certaines résines dans les cuves au moment de la fermentation.

La vigne forme, avec le maïs et l'olivier, la principale richesse du pays.

L'influence climatérique fait aux Hellènes une loi de la sobriété dans le régime; quelques-uns cependant s'adonnent volontiers à l'usage immodéré du *raki*. C'est une boisson qui se prépare par la distillation du marc fermenté de raisin. La vapeur alcoolique, dirigée sur des espèces aromatiques, et particulièrement sur les semences d'anis, se charge du parfum de ces plantes. La liqueur obtenue a un goût agréable et délicat; elle devient, comme l'absinthe, d'un blanc laiteux quand on y verse de l'eau. Elle exerce à la longue sur le système nerveux une action déplorable.

Le café, le raki, le chibouk, tel est l'éternel passe-temps des Grecs et de tous les Orientaux. A Athènes comme à Sparte, à Messène comme à Corinthe, partout le peuple déteste le travail. Ce qu'il aime, c'est un riche vêtement, un fusil couvert de brillantes ciselures, un poignard et de beaux pistolets à la ceinture. Ce qui lui plaît, c'est la vie du soldat, du forban, du palikare. Quant aux travaux de l'industrie ou des champs, il les dédaigne : c'est l'affaire des femmes, une des conditions de leur état de servage.

La race hellénique est fort belle; sa taille est généralement élevée et gracieuse, sa physionomie et son maintien respirent la fierté. Il est vrai que tous les peuples sont plus ou moins enclins à la fierté; celui qui n'en est pas atteint en est pour le moins arrosé; mais chez le Grec, ce sentiment lui vient du souvenir de la grandeur de ses ancêtres.

Le costume des Hellènes, très élégant d'ailleurs, a pourtant quelque chose d'un peu trop efféminé. Il se compose, pour les hommes, d'un justaucorps qui prend finement la taille, d'une jupe blanche plissée qui descend jusqu'aux genoux et qu'on nomme fustanelle, de guêtres sans boutons qui couvrent le soulier. Ces guêtres et ce justaucorps sont en drap chargé de broderies et d'arabesques d'un travail très délicat et d'une finesse extrême. Le vêtement des Grecs, tel qu'il est, s'approprie parfaitement aux exigences du climat.

Nous avions passé toute une journée dans l'extase, en face de merveilles que nous regrettions de ne pouvoir contempler qu'à distance. On donne enfin le signal du départ; il fallut donc nous éloigner des rivages de l'Attique, mais non sans vouer aux dieux Infernaux l'aréopage sanitaire du Pirée, et sans souhaiter toutefois bon succès aux Athéniennes qui ont foi dans les vertus prolifiques du granit.

II.

A peine avons-nous débouché de la rade du Pirée que les grands souvenirs recommencent pour nous. C'est d'abord le golfe de Salamine, où se livra l'une des batailles les plus mémorables de l'antiquité. Au fond du golfe, Eleusis, la ville des mystères de Cérès, séparée du littoral par une plage sablonneuse couverte de vignes et de mandragores. Nous côtoyons ensuite à petite distance Andros, Egine, Eubée, Délos, Myconi, Chio, Erythrée, Métélin, qui n'offrent à nos regards que des rivages stériles et abandonnés.

Nous atteignîmes bientôt Ténédos, petite ville moitié grecque, moitié turque, qui semble se cacher dans l'une des anfractuosités de la côte. En face de Ténédos, s'étend au loin la plaine de Troie, immense désert que ne peuplent plus aujourd'hui que quelques oliviers épars et rabougris. Puis vient la fameuse colline couronnée des trois tumulus qu'on dit être les tombeaux d'Achille, de Patrocle et d'Ajax.

Depuis Athènes jusqu'aux châteaux des Dardanelles, deux misérables bicoques sans canons, nous avons subi une suite continuelle de désenchantements. Il faut que toutes les îles de l'Archipel que nous venons de ranger aient bien dégénéré d'aspect depuis les temps homériques, ou que les poëtes qui en ont vanté les délices aient été emportés au delà du vrai par l'impétuosité de leur imagination.

La mer, désormais resserrée entre les côtes d'Asie et celles d'Europe, est d'un calme parfait et ne fatigue plus aucun de nos passagers; aussi tout le monde se trouve-t-il sur le pont au moment où nous abordons à Gallipoli. Nous avons quelques heures seulement de relâche pour visiter la ville, qui venait d'être le théâtre des premiers ravages exercés par le choléra sur notre brave armée d'Orient.

Ce souvenir rembrunit encore pour nous la teinte naturellement sombre et lugubre sous laquelle se présente Gallipoli. La forme, la structure misérable des maisons, dont la plupart ne sont que des masures délabrées, l'étroitesse, la malpropreté des rues choquent désagréablement l'œil du voyageur habitué à l'élégance des habitations et des cités de l'Europe occidentale. Nous nous éloignons en hâte d'un séjour qui ne nous retient par aucun objet digne de notre curiosité ou de notre admiration.

Nous reprenons donc la mer avec d'autant plus de plaisir que nous savons que le lendemain nous mouillerons dans les eaux du Bosphore. Effectivement, le 15, à cinq heures du matin, nous doublons la pointe du Sérail, et quelques minutes après nous jetons l'ancre dans le port de Top-Hané, à l'entrée de la Corne-d'Or.

Nous voilà enfin devant Constantinople; la ville, déployée en ondulations multiples sur un immense amphithéâtre, est éclairée en ce moment par un ciel radieux, un véritable ciel d'Orient. Les dômes des mosquées, avec leurs minarets aériens, se dessinant à l'horizon; en face de nous, le vieux sérail avec ses jardins et ses nombreux kiosques, le palais impérial de Bechictach, dont le marbre blanc reflète avec éclat les rayons du soleil, qui se lève derrière l'île des Princes, nous offrent un des plus magnifiques tableaux de la pompe orientale.

On raconte qu'un Anglais est venu onze années de suite en rade de Top-Hané pour admirer Constantinople, sans vouloir jamais entrer dans la ville. C'est là, en effet, qu'il faut s'arrêter si l'on ne veut perdre toutes les illusions que fait naître la perspective du plus beau panorama imaginable.

Selon moi, Constantinople a été beaucoup trop vantée. Je ne veux pas dire que son ensemble ne présente aux regards un aspect grandiose. Il n'y a pas deux ports au monde comme le sien La Corne-d'Or, avec sa forêt de mâtures, est d'un effet unique. Mais tout cela est bien plus remarquable que la ville elle-même. Toute la splendeur qui vous cause tant d'enthousiasme n'est que dans le paysage. Et puis, quels sont les souvenirs qui se rattachent à Constantinople? Des disputes de moines, des révoltes de janissaires, des malheurs sans fin pour ses princes. L'empire romain y a vu sa décadence, la civilisation son dépérissement; elle ne vous rappelle que de grandes choses dégénérées, cette métropole du *Bas-Empire*.

A huit heures du matin nous quittâmes le *Thabor;* des caïques nous déposent à terre. Nous entrons dans la ville par le faubourg de Galata. Nous tombons là au milieu d'un mouvement, d'une animation sans exemple. Il nous faut marcher avec la plus grande circonspection pour ne point disparaître dans des bourbiers fétides, ou pour éviter le choc des fardeaux confiés aux robustes épaules de portefaix qui remplacent les bêtes de somme dans les rues étroites, glissantes, mal pavées et impraticables pour les voitures. Des hommes de toutes les races, de toutes les langues, vêtus de costumes de tout genre se coudoient dans ce pêle-mêle si animé.

Ce quartier semble être le rendez-vous de tous les peuples de la terre; il est le centre principal des affaires commerciales à Constantinople.

Galata, baigné par la mer, est le réceptacle sans issues de toutes les immondices qui descendent des hauteurs de Péra. Des masses de détritus et de déjections de toutes sortes encombrent la voie publique sans que personne songe à creuser des rigoles ou des égouts pour éconduire ces boues infectes.

Si, en parcourant les rues de Galata ou bien celles des bas quartiers de Stamboul, on plonge le regard dans ces ignobles maisons où rien n'annonce un peuple qui ait du cœur et de la vie, on y découvre, dans l'attitude de la nonchalance et du désœuvrement, des êtres étiolés, bouffis, scrofuleux, chez lesquels on ne reconnaît plus guère les fils des vieux Osmanlis.

A Péra, au Fanar, à Stamboul supérieur, la race turque se présente sous un plus bel aspect, parce qu'elle se compose d'individus qui vivent dans des conditions meilleures d'aisance et de salubrité.

Chez tous les Orientaux, un long vêtement voile le corps plutôt qu'il ne l'habille. Le costume a peu varié depuis les temps bibliques, et cela parce que les habitants des pays chauds, comme ceux des pays froids, n'ont point de motifs pour changer la forme et la nature de leurs vêtements. L'intensité et la permanence de la température leur font, au contraire, un devoir de la stabilité sur ce point.

C'est donc à tort que l'on attribue à la foi religieuse la résistance que nos idées de réforme et de progrès éprouvent à pénétrer et à se faire accueillir dans l'empire ottoman. Le Turc est par mollesse et par nonchalance antipathique à toute innovation. Il aime ses habitudes, parce qu'il s'en trouve bien, et, du moment qu'elles lui conviennent, il y tient presque autant qu'à la vie.

Ce n'est pas chez les nations musulmanes seulement qu'on trouve un tel attachement aux usages héréditaires : ne sait-on pas, en effet, que Pierre le Grand faillit être massacré par les Moscovites pour avoir décrété la suppression de leurs longues barbes? A Sybaris on craignait à tel point les innovations et les orages qu'elles produisent, que, suivant une vieille coutume, tout homme qui voulait proposer une loi nouvelle devait se présenter la corde au cou, et si la loi n'était point jugée assez utile ou nécessaire pour qu'on l'adoptât, il était pendu.

Le sultan lui-même s'est créé chez lui des haines implacables pour avoir donné à ses troupes un autre costume que le costume national. Il est vrai de dire que le soldat turc fait une triste mine dans son accoutrement européen : il semble aussi gêné dans son uniforme que l'est chez nous un conscrit habillé de la veille.

L'immense majorité des Turcs est restée fidèle au *geidjélik* (pelisse en drap) et au turban traditionnels, qu'elle ne quitte même pas pour l'été, et elle a raison. Un semblable costume est moins incommode et plus hygiénique qu'on ne le supposerait de prime abord.

En effet, les Turcs, n'étant ni industriels ni agriculteurs, ont tout le loisir de s'abandonner au repos dès que la chaleur atmosphérique leur en fait sentir le besoin; en cet état, de moelleux tissus de laine sont supportés sans aucune gêne, et de plus ils constituent une armure précieuse contre l'action des vents froids qui vous surprennent et vous glacent au beau milieu d'une journée torride.

Rien de plus commun à Constantinople que ces brusques changements de température : des ophthalmies, des bronchites catarrhales, d'atroces douleurs rhumatismales sont les suites inévitables des infractions commises aux habitudes cosmétologiques du pays. Aussi les étrangers inexpérimentés, de même que ceux des Turcs qui se sont passé la fantaisie des modes européennes, sont-ils particulièrement exposés à ces diverses infirmités.

Je demandais un jour à un vieux musulman de Stamboul pourquoi tous ses fils n'avaient point, à l'exemple de l'aîné, quitté le turban et la pelisse pour le fez et la tunique. « Parce que, me répondit-il, ce qui est nuisible à l'abeille ne peut être utile à l'essaim. »

Les jeunes Turcs font de continuels efforts pour sortir de l'immobilisme qui pèse depuis tant de siècles sur leur nation. Mais tous ces gens-là mettent leur ambition à piaffer : ils n'avancent pas.

On a conservé en France des idées bien singulières et bien fausses sur le caractère des Turcs; nous voyons toujours en eux une race de géants, fière, cruelle, belliqueuse, frappant de son cimeterre quiconque ne s'humilie pas devant son orgueil. Le Turc actuel n'est rien de tout cela; c'est en général un homme de belle stature, il est vrai, mais sans vigueur et sans agilité; ses allures sont calmes et pacifiques, sa physionomie est grave et douce tout à la fois, son regard mélancolique et rêveur; néanmoins ses lèvres trouvent facilement un sourire. Il est silencieux comme un peuple sans ambition, sans préoccupation de l'avenir; rien ne l'émeut, rien ne l'étonne : on dirait qu'il a été engendré dans un moment de narcotisme.

Le Grec vous donne des hypothèques, sa signature, tout ce que vous lui demandez, mais au bout du compte il trouve moyen de chicaner et de vous tromper s'il le peut. Les Turcs, surtout ceux de la classe moyenne, sont au contraire des modèles de probité; leur parole est sacrée, elle vaut un contrat. La mauvaise foi des trafiquants européens a été pour les Turcs un fâcheux exemple; mais il est juste de dire qu'entre eux ils sont restés d'une loyauté irréprochable. Tout acte de félonie commerciale est sévèrement châtié. La procédure n'est pas longue, et l'exécution suit toujours de près la sentence. Tandis que nous prononçons timidement des amendes illusoires contre le marchand qui a trompé son client sur le poids et la qualité des objets vendus, la police en Turquie a des procédés bien faits pour ramener le fraudeur dans la voie de l'honnêteté. De temps à autre un caïmacan (lieutenant de justice) parcourt les marchés et les bazars suivi de gens qui portent les poids et les mesures légales. Si quelque marchand est surpris à frauder sur le poids, on saisit le délinquant, on lui barbouille la figure de noir, on lui coupe la barbe d'un côté, on lui ôte son turban, qu'on remplace par un bonnet de paille chargé de sonnettes; ses épaules sont couvertes de tripes sales et puantes, on le fait monter sur un âne, on le promène par la ville, suivi de la canaille qui l'accable de boue et d'injures; après quoi le coupable reçoit la bastonnade. Il est tenu de payer à ceux qui le frappent sur les fesses autant de piastres qu'il a reçu de coups. L'exécution achevée et l'amende payée, la victime se relève, baise les mains du caïmacan, qui lui fait une remontrance et passe outre.

Les boulangeries surtout sont fréquemment visitées par la police. Il fut un temps où, le pain étant reconnu d'un faux poids, on faisait chauffer le four et on jetait le boulanger dedans.

Il y a des musulmans fanatiques d'équité qui regrettent de bonne foi que cette sévérité barbare soit tombée en désuétude, parce que, disent-ils, les exécutions plus douces n'empêchent pas les hommes de mal faire.

Nous le voyons bien chez nous.

Constantinople avec ses faubourgs renferme environ huit cent mille habitants. Cette population se compose de musulmans, de Grecs, d'Arméniens, de Juifs, de Francs, d'Arnautes, d'Albanais et de Circassiens. Tout cela vit à peu près en paix, en exploitant des industries différentes. Les musulmans, les Juifs et les Francs s'adonnent presque tous au trafic ; les Grecs et les Arméniens vivent de la banque, ou plutôt de l'usure ; les Arnautes et les Albanais servent en qualité de domestiques, de jardiniers, de laboureurs ou de bergers ; les Circassiens font le commerce de la laine, de la pelleterie et des femmes. Ces derniers, véritables types du montagnard, ne sortent jamais, même dans les rues, sans être armés : leur attitude martiale et un peu sauvage répond bien à l'idée que l'on se fait chez nous de ces redoutables défenseurs de leur indépendance.

Avant de quitter Paris, j'avais lu plusieurs Études fort intéressantes sur ces belliqueuses tribus du Caucase ; je ne me lassais pas d'admirer l'audace, la prudence et la bravoure de leur indomptable chef. Schamyl tenant tête depuis vingt-cinq ans à la plus grande puissance de l'Europe était devenu mon idole. En arrivant à Constantinople, je m'informe de mon héros.

Hélas ! j'apprends que Schamyl n'existe pas, que Schamyl est un mythe !

Puisque j'ai parlé des Turcs, je ne dois point oublier leurs femmes.

Il y a trois choses qu'un musulman ne peut faire sans se déshonorer : travailler à la terre, sortir en public avec sa famille, manger avec sa femme. Quelque petite que soit la maison, elle est partagée en deux compartiments distincts ; il y a toujours un côté pour les hommes et un côté pour les dames. Celles-ci sont cachées aux regards du public et des voisins au moyen de grillages serrés et ajustés à toutes les fenêtres de leur appartement.

L'une des choses qui étonne et offense le plus l'Européen qui arrive à Constantinople, c'est la vue de ces fantômes blancs dont le visage voilé d'une gaze légère ne se découvre jamais pour lui. Dans les rues, dans les bazars surtout, ces fantômes appelés des femmes vont, viennent, compassés, silencieux, tantôt isolés, tantôt par groupes, fatiguant le regard de la monotonie de leurs mouvements et de l'uniformité de leur costume.

Ce costume se compose du *féradgé*, ample tunique en cachemire ou en mérinos, de couleur éclatante, et à laquelle s'adapte par derrière un large tablier qui tombe du cou jusqu'au mollet. Un *yachmac*, ou voile blanc, couvre la tête et la face. Des pantalons blancs d'une ampleur démesurée complètent, avec des bottes jaunes, l'ajustement imposé par la jalousie et des raisons de climat aux femmes turques, quels que soient leur âge ou leur condition. Tout cela souple, aisé, cache une figure, un corps et des formes d'une incomparable beauté.

On voit que les femmes turques sont vêtues comme l'étaient les races abrahamiques. La coutume qu'elles ont de se voiler la face remonte aux traditions de l'antiquité. On lit, en effet, dans la Genèse que Rébecca, conduite par l'esclave d'Abraham, se hâta de couvrir son visage en voyant Isaac. Lorsque Judas rencontra sa belle-fille Thamar sur le chemin de Thamnas, elle était voilée.

En France, les femmes s'habillent moins pour se couvrir que pour se parer ; si elles ne vont point nues comme les Kanaques ou les Malaises, elles se décollettent jusqu'à l'épigastre, bien persuadées que la nature les a faites seulement pour être vues. Le démon de la mode les poursuit sans cesse ; aussi nos tailleuses sont-elles bien plus occupées à inventer qu'à coudre. Aujourd'hui, mieux une Française est habillée, moins elle est apte à marcher, à respirer, à digérer, à se tenir debout ou assise. Les corsets, les ceintures, les jarretières, les boucles, les agrafes, sont pour elle de douloureux obstacles à la liberté des mouvements; et, loin de s'en plaindre, elle se jette avec amour dans cette dure servitude; elle semble mettre de l'acharnement à se déformer, à se rendre ridicule et malade. Dieu sait pourtant ce que la mère et les enfants payent ces absurdes fantaisies !

Chez les Turques, le ventre qui doit porter l'homme, le sein qui doit l'allaiter, restent libres de toute entrave. Le costume des femmes d'Orient, qui nous apparaît comme une image de la servitude et de la dégradation, est cependant fort naturel et fort raisonnable, car on lui doit les plus belles générations du monde.

Les Juives et les Arméniennes orthodoxes sont vêtues à peu de chose près comme les musulmanes. Les Grecques et les Arméniennes catholiques s'habillent, au contraire, à la française.

Tout en nous raillant sur la légèreté de notre caractère et sur la frivolité de nos usages, les chrétiens civilisés du Levant se piquent d'adopter nos modes les plus folles; mais en les copiant, ils les ont gauchement et servilement imitées. Ce n'est certes pas à l'ours qu'il convient de se moquer de celui qui le fait danser.

III.

Au moment de quitter Marseille, nous avions reçu l'ordre de nous rendre directement à Varna, où l'on venait de réunir tous les cholériques amenés de la Dobrutscha. Mais en arrivant à Constantinople nous y trouvâmes une autre destination.

Pendant que l'armée française prenait ses dispositions pour envahir la Crimée, M. Lévy, directeur du service de santé, pourvoyait aux moyens de recevoir et de secourir les malades et les blessés que devait fournir cette campagne. De Gallipoli à Kanlidgé, sur la rive asiatique du Bosphore, se trouvaient échelonnés par ses soins plusieurs hôpitaux abordables pour les navires de transport, et par cela même d'un accès particulièrement facile pour les blessés. A Constantinople et dans les environs, divers bâtiments avaient été appropriés à l'installation et au traitement des autres catégories de malades.

La réserve que m'imposent certaines convenances hiérarchiques ne me permet pas de dire tout ce qui a été fait pour le bien-être de nos soldats par la prévoyante impulsion de notre infatigable Inspecteur. Son activité et son zèle, qui ne pouvaient être surpassés, ont été dignement imités par tous ses collaborateurs. Pour mon compte, j'ai souvent admiré en secret ces héroïques dévouements, capables de braver l'ingratitude ou l'oubli plutôt que de manquer aux malheureux. Il restera toujours dans ma mémoire une place pour le souvenir des grandes choses que j'ai vues s'accomplir sous la seule influence de ces sentiments d'humanité.

Cependant j'ai rencontré à l'armée d'Orient, comme en Afrique, comme partout, de ces hommes impatients de renommée qui se payent de leurs propres mains et se désintéressent par leurs propres éloges du mérite de ce qu'ils ont fait. Ils sont gens nés pour les allées et venues, aspirant sans cesse à quitter le gradin sur lequel ils ont été placés. Jamais ils ne se couchent sans avoir été vus dans l'attitude de la préoccupation et de la fatigue; rien de bien n'arrive que par leur concours; on lit chaque jour leurs louanges dans la presse; ils vantent à tout propos les fruits de leur jardin ; ils hantent les palais, se font les satellites des grands, ils courtiseraient la peste elle-même si la peste distribuait des faveurs.

Il y avait jadis à Rome un de ces personnages empressés bien connu des habitués de la place publique; on disait de lui : « Méthiocus est » capitaine, Méthiocus dresse les chemins, Méthiocus moud la farine, » Méthiocus cuit le pain, Méthiocus fait tout, Méthiocus aura mal an. »

Méthiocus, médecin en Orient, retire, au contraire, d'assez beaux profits du métier de buccinateur.

On sait que la rade appelée la *Corne-d'Or* sépare Stamboul de Péra, en se prolongeant fort loin dans l'intérieur des terres, jusqu'au confluent du *Cydaris* et du *Barbyzès*. Le fond de la Corne-d'Or est borné par plusieurs collines très élevées, sur l'une desquelles a été bâtie l'immense caserne de Rami-Tchifflik. Cette caserne, convertie en hôpital, est spécialement affectée au traitement des cholériques, qui peuvent facilement en approcher par les bateaux qui les prennent à Top-Hané.

Je fus chargé par M. Lévy de la direction du service médical de cet établissement. Pour le moment, il ne s'y trouvait point encore de malades, de sorte qu'en attendant les premières évacuations qui devaient nous venir de Crimée, je demeurai à Constantinople, employant mon temps à y étudier tout ce qui peut avoir un rapport quelconque avec l'hygiène.

J'ai signalé précédemment la malpropreté et les exhalaisons fétides qui règnent dans cette ville, à cause du manque de ruisseaux et d'égouts collecteurs. Ces sources perpétuelles d'insalubrité troublent habituellement la santé des nouveaux venus, tandis que les indigènes y paraissent à peu près insensibles. Il est vrai qu'il y a des animaux créés pour vivre dans la vase et dans l'ordure.

Chaque jour la voie publique se couvre d'immondices qui se putréfient sur place, sans que la police en prescrive jamais l'enlèvement. Dans ces monceaux de toute espèce de choses se trouve une foule de débris animaux, qui augmenteraient singulièrement l'intensité du méphitisme s'ils n'étaient dévorés par des bandes de chiens vagabonds. Ceux-ci (qu'on me pardonne ce rapprochement) sont les boueurs, les chiffonniers du pays; comme les chiffonniers, ils ne travaillent guère que pendant la nuit. Chaque bande a son quartier, qu'elle exploite pour ainsi dire par privilége. Qu'un chien d'une tribu voisine, séduit par l'odeur ou par l'abondance du butin, se présente pour le partager, il est averti par des grognements menaçants qu'une pareille prétention sera fort mal accueillie; et si par malheur il insiste, il est aussitôt assailli, mordu, déchiré et mis en fuite : le tout avec accompagnement d'aboiements à faire tressaillir un mort. Le vacarme et le bruit des hallebardiers heurtant à tout rompre la porte de chaque maison pour annoncer l'heure, vous rendent le repos absolument impossible jusqu'à ce que vos oreilles soient accoutumées à un pareil tapage. Combien de fois, en m'éveillant en sursaut, ne me suis-je pas rappelé ces vers de Boileau :

> Qui frappe l'air, bon Dieu! de ces lugubres cris?
> Est-ce donc pour veiller qu'on se couche à Paris?

Ces insomnies continuelles et le malaise qui en résulte sont assurément au nombre des conditions les plus dures de l'acclimatement des étrangers dans les grandes villes de l'Egypte et de la Turquie.

J'avais souvent ouï dire, et je me suis assuré sur les lieux, qu'on n'a jamais vu un seul cas d'hydrophobie se déclarer parmi les chiens errant dans les rues de Constantinople. Cependant toutes les causes de l'ordre climatérique attribuées à la rage se retrouvent et s'exercent dans tout le Levant plus manifestement encore que chez nous. Faut-il voir dans cette singulière exception une immunité attachée au genre de vie ou à la race de ces animaux? Je ne puis le dire au juste; seulement j'ai observé que les chiens de Constantinople diffèrent des nôtres en ce qu'ils ressemblent presque tous au chacal; que, vivant des aubaines que leur livre le hasard, ils ne souffrent pourtant ni de la faim ni de la soif, et qu'après une nuit d'agitation et de vagabondage ils passent toute la journée habituellement à l'ombre, plongés dans le sommeil ou la nonchalance.

En général, le Turc répugne à l'immolation des animaux, même de ceux qui peuvent lui devenir funestes ou gênants. Ainsi, qu'un âne ou un cheval tombe de vétusté, d'épuisement ou de maladie, on le lave, on lui natte les crins, puis on le transporte vivant dans quelque carrefour; à peine y est-il déposé, que les chiens, les pies, les vautours, etc., l'attaquent et en font leur pâture, même avant qu'il ait succombé. Toutefois, cette curée ne s'achève pas toujours assez promptement pour que les débris de l'animal, en se putréfiant, ne répandent au loin des bouffées de miasmes insupportables.

Il y a au centre même de Constantinople et dans ses faubourgs plus de deux cents cimetières. Ce sont, pour la plupart, de vastes terrains où l'on pénètre de tous côtés sans trouver ni murailles, ni clôtures. Ils sont généralement plantés de cyprès qui atteignent la hauteur de nos peupliers. Ces forêts d'éternelle verdure produisent de loin un agréable effet.

Les cimetières, qui nous inspirent dès l'enfance une terreur instinctive qui ne se dissipe même pas avec l'âge mûr, ne font éprouver aux Constantinopolitains ni crainte, ni respect, puisqu'ils en font des lieux de promenades et de divertissements publics, et souvent aussi le théâtre d'obscénités sans nom.

En visitant ces nécropoles, j'en ai été souvent chassé par la mauvaise odeur qui régnait autour de moi. La cause de ces exhalaisons fétides vient du mode de sépulture usité en Turquie. En général, les fosses sépulcrales sont très larges, mais elles ont à peine deux pieds de profondeur. Dès qu'un cercueil y a été descendu, on le charge ordinairement d'une grosse pierre placée dans une direction oblique, au niveau de la poitrine du cadavre. Les pluies abondantes de l'automne et de l'hiver détrempent le sol de ces sépultures superficielles, humectent les planches de la bière, qui se pourrissent et s'affaissent dans toute la longueur de la fosse, excepté toutefois sur le point où se trouve la pierre en question. Là il se forme une espèce de voûte percée d'une ou plusieurs ouvertures résultant des déplacements opérés par l'éboulement. Bientôt l'ardeur du climat active la décomposition de toutes ces masses charnues enfouies négligemment ; c'est alors que chacun de ces soupiraux livre passage à des torrents d'émanations putrides qui contribuent de leur côté à transformer l'atmosphère de Constantinople en un bain de vapeurs pestilentielles.

La diarrhée et la dyssenterie sont les formes morbides sous lesquelles se manifeste chez les étrangers cet empoisonnement perpétuel.

Les affections chroniques les plus communes parmi les habitants de Stamboul sont la bronchite emphysémateuse et la bronchite catarrhale. Les efforts d'aspiration que comporte l'usage du *narguillé* produisent à la longue cet état emphysémateux du poumon. Les qualités âcres et irritantes de la fumée de tabac, le froid humide de l'hiver sont des causes habituelles de catarrhe pulmonaire pour le Turc, qui a continuellement entre les lèvres le tuyau d'un narguillé ou d'un tchibouk, et qui n'a pour se garantir des intempéries atmosphériques qu'une habitation disloquée sur toutes ses faces et chauffée seulement au moyen d'un méchant *brasero*.

Des milliers de caïdjis sillonnent sans cesse la Corne-d'Or, Top-Hané et le Bosphore. Ils sont revêtus d'un simple caleçon de toile à longs plis et d'une chemise blanche en gaze transparente, dont les manches tombantes, comme dans les bas-reliefs du douzième siècle, sont ornées de festons. Ces hommes montent de petites barques minces dont la proue est aiguë comme le tranchant d'une hache et qu'ils conduisent à travers les flots avec une inexprimable rapidité. Le caïdji arrive rarement au terme de sa course sans être inondé de sueur ; aussitôt qu'il a amarré son esquif, il allume son tchibouk, qu'il fume tranquillement et sans se préoccuper le moins du monde des courants d'air qui glacent ses épaules. On comprend aisément pourquoi parmi ces hommes insouciants il n'en est peut-être pas un seul qui échappe à la bronchite chronique.

Dès que vous avez mis le pied chez un Turc, vous voilà condamné au tabac et au café pour aussi longtemps que durera votre visite. Gardez-vous de refuser la pipe qu'on allume, la tasse qu'on remplit

2.

pour vous; ce serait de votre part une marque d'incivilité ou de mépris pour votre hôte. Ce que ces gens-là consomment en un jour de tabac et de café dépasse vraiment toute croyance; voilà sans doute ce qui explique l'état de stupeur et de flaccidité de leur maintien.

Rien n'est moins identique à soi-même que le courage : en général, il vient chez le Français de la vanité ; chez l'Allemand, du phlegme ; chez le Russe, de l'insensibilité ; chez le Hollandais, de l'entêtement ; chez l'Espagnol, de l'orgueil ; chez l'Italien, de la colère, et chez le Turc, dit-on, du fanatisme et de l'opium.

Ce dernier point est le seul que je conteste, car je n'ai jamais vu les soldats musulmans s'enivrer d'opium pour se donner du cœur. Chez eux, au contraire, la bravoure doit sa naissance et sa force au fanatisme religieux, à ce système qui fait croire que tous nos jours sont comptés, que l'heure de notre mort est tellement arrêtée, qu'aucune témérité, qu'aucune prudence n'en peuvent hâter ou retarder le moment. On conçoit qu'une telle opinion rend les musulmans inaccessibles à la crainte ; l'essentiel est qu'ils aient la foi.

Il est rare de rencontrer un Turc cheminant par la ville sans qu'il soit muni de provisions de bouche soigneusement enveloppées dans son mouchoir : à en juger sur les apparences, on croirait que ce peuple ne songe qu'à bien vivre, et cependant tous ces cubes ambulants de chair et de santé sont d'une sobriété peu commune. De l'eau, des pastèques, des oranges, du raisin, des fruits secs, du lait ou du poisson, une tranche d'agneau ou de mouton, voilà le menu à peu près invariable du repas principal. Comme l'espèce bovine est employée aux transports ainsi qu'au labourage, la viande de veau est inconnue sur les marchés de Constantinople ; celle même de bœuf y est peu demandée, si ce n'est par les Européens, encore est-elle de qualité détestable.

J'ai retrouvé en Turquie, sous le nom de *mastic*, le fameux raki tant aimé des Hellènes, et non moins estimé des races germaniques, grecques ou esclavones qui peuplent, avec les matelots, les bouges immondes de Galata et de Péra. On reconnaît là les mêmes types d'ivrognes que ceux qu'offrent les pays où la consommation de l'eau-de-vie est en faveur. Tous ces buveurs s'adonnent au mastic, moins pour savourer que pour avaler ; ils n'ont que la qualité de l'éponge.

La plupart des législateurs de l'antiquité, justement inquiets des effets déplorables qu'entraîne à sa suite l'usage immodéré des liqueurs spiritueuses, décrétèrent les peines les plus sévères contre l'ivrognerie. On dit que Mahomet trouva ce vice tellement répandu en

Orient, que pour le déraciner il fut obligé d'interdire d'une manière absolue l'usage du vin. Cette prohibition est évidemment trop rigoureuse, car des boissons alcooliques convenablement mouillées et prises dans une juste mesure ne peuvent pas être plus nuisibles en Orient que partout ailleurs. Ce qu'il faut condamner en pareille matière, c'est l'abus et non pas l'usage.

Rien de trop : telle est la formule laconique mais exacte des préceptes de la morale et de l'hygiène.

En toute chose, l'extrême sévérité des lois conduit l'homme au mensonge et à la dissimulation ; aussi, malgré la défense du prophète, est-il bon nombre de ses sectateurs qui s'adonnent en secret à leur penchant pour le vin. Mais malheur au coupable surpris en état d'ivresse ! Si on ne le traîne plus en prison comme autrefois, par raison d'économie, on le roue de coups de bâton. Pour les Orientaux, le bâton c'est la prison, en ce qu'il oblige le condamné meurtri à rester chez lui ; rien dans ce châtiment n'est à la charge de l'Etat.

Les Turcs arrivant de bonne heure à une sorte d'anaphrodisie incompatible avec les devoirs conjugaux, sont obligés de recourir à l'aiguillon de la variété pour prévenir chez eux les défaillances génitales. On paraît croire en Europe que la polygamie conduit les mahométans à l'immoralité. C'est une erreur ; les lois de la décence sont au contraire strictement observées parmi eux sous le contrôle sévère des chefs de famille. Les vêtements si amples des Orientaux se prêtent admirablement à l'instinct de la pudeur, et ces peuples sont d'une telle rigidité sur ce point, que dans le regard, les attitudes ou le langage la moindre inconvenance serait un crime.

Les femmes turques manifestent presque toutes une grande aversion pour les chrétiens, elles ne s'en désarment même pas toujours en faveur du médecin dont elles ont pourtant réclamé les conseils. Leur conduite est gouvernée par une foule de préjugés ; en supposant qu'on en triomphe sur un point, on n'aurait fait qu'ôter une épine d'un buisson.

IV.

La médecine peut s'enorgueillir à juste titre de quelques-uns de ses représentants en Orient. Mais à côté de ces hommes d'un mérite supérieur, il en est malheureusement beaucoup d'autres qui font le métier de guérisseurs sans y avoir été préparés autrement que par les traditions d'une routine vulgaire. Toute la science de ces empiriques consiste à répéter plus ou moins fidèlement quelque formule banale empruntée au vocabulaire des hôpitaux où ils n'ont rempli souvent que les fonctions les plus humbles.

C'est le merle sifflant un air qu'il a entendu.

A quoi serviraient d'ailleurs des médecins capables et instruits chez des nations qui encore aujourd'hui montrent plus d'estime pour les sorciers et les devins que pour les disciples d'Hippocrate? En effet, bien que la Bible, l'Evangile et le Coran condamnent la magie, les enchantements, les sortiléges, comme autant d'outrages à Dieu, cependant les juifs, les chrétiens et les mahométans qui habitent la Turquie recourent volontiers à l'art de la divination pour en obtenir des moyens de salut lorsqu'ils sont malades ou engagés dans quelque fâcheuse affaire.

On a de tout temps et en tout pays estimé les *astronomes* qui étudient la marche des astres, mais on a toujours mieux payé les *astrologues* qui les faisaient parler. Si les oracles réalisent rarement leurs promesses, ils remplissent du moins les temples d'offrandes et font la fortune des augures, des pontifes, qui ont ainsi intérêt à conserver et à épaissir les ténèbres de la crédulité populaire. Dans l'obscurité de la nuit, les guides sont plus nécessaires et mieux rétribués que pendant le jour; les voyageurs sont alors plus dociles, et il est plus aisé quand ils ne voient goutte de les conduire comme on le veut, et même de les égarer, pour peu qu'on y trouve quelque avantage.

Dans le temps où les bêtes parlaient, *et il n'y a pas de cela trois jours*, comme dit Rabelais, on a vu des rois et de grands capitaines consulter le foie d'un bœuf, les entrailles d'un bélier, le vol à droite ou à gauche des corbeaux, le dégoût ou l'appétit des poulets sacrés avant de se décider à quelque entreprise hasardeuse.

Nous rions de tant de naïveté ; mais sommes-nous donc moins fous, nous qui habillons aujourd'hui la magie en doctrine savante? Si nous n'avons plus d'augures ni d'aruspices, ne consultons-nous pas les magnétiseurs, ne remplaçons-nous pas les possédés par les somnambules, n'interrogeons-nous pas les malades endormis pour guérir les malades éveillés? Mille prédictions se trouvent fausses, on s'en moque et on les oublie; mais que le hasard en vérifie une seule, elle reste gravée dans notre imagination et dans notre mémoire, la raison travaillerait vainement à l'en effacer.

On dirait, en vérité, que le bon sens ne pénètre dans notre esprit que par une étroite ouverture, tandis que la sottise conduite par la peur y entre par toutes les portes.

Les aberrations humaines ne meurent pas, seulement elles changent de forme, d'objet et de langage ; les philosophes ont beau faire, l'on verra toujours renaître des papillons tant qu'il existera des chenilles.

La superstition, il est vrai, craint de se montrer au grand jour parmi nous, mais elle n'y est pas détruite ; elle y est simplement passée à l'état de maladie honteuse. A présent, la mode veut que l'on nargue tout haut la crédulité publique, mais la nature s'en dédommage tout bas ; et tel esprit fort dans un salon se sent défaillir et redevient faible dans l'antichambre d'une devineresse chez laquelle il s'est rendu incognito.

Les Orientaux du moins ne se masquent pas, ils professent ouvertement leur foi dans les moyens surnaturels de guérison. Une foule de légendes accréditées chez ces peuples candides y entretiennent la confiance dans les oracles et les opérations mystiques.

Il existe près de *Buyucdéré* une montagne fameuse au sommet de laquelle s'élève une mosquée qui de loin produit l'effet d'un phare placé à l'entrée de la mer Noire. Au voisinage de cette mosquée se trouve un énorme monolithe couché, qu'on dit être la tombe de Goliath. Cette montagne, qui, pour cela sans doute, se nomme le mont du Géant, est un lieu de pèlerinage fort en vogue parmi les femmes turques, dont aucune déception ne paraît attiédir la foi. Attirées là par la sainteté du lieu, celles qui sont venues intercéder pour un époux ou pour des enfants malades se livrent à des invocations ferventes au génie bienfaisant qui réside en cet endroit, et auquel, pour se le rendre propice, elles font l'hommage d'un petit morceau de chiffon blanc. Il n'y a pas une fente, pas une fissure de l'édifice qui ne soit incrustée de ces *ex-voto;* si bien qu'à distance cette mosquée ressemble à une monstrueuse guenille.

On ne cite, bien entendu, qu'un petit nombre de satisfactions accordées à ces mesquines offrandes. C'est par des largesses qu'on se rend agréable aux dieux.

Quand nous entendons parler de cloîtres, de couvents, de communautés religieuses, notre pensée se reporte aussitôt vers les glorieux souvenirs du premier âge des institutions monastiques. C'est que des poëtes, des artistes, des savants, des médecins illustres ont projeté de l'enceinte de ces solitudes de brillants éclats sur le monde entier. Les moines qui peuplent aujourd'hui les nombreux couvents des pays chrétiens de l'Orient ne se distinguent plus au contraire que par une ignorance incroyable ; ils savent à peine lire et écrire. Presque tous sont des paysans que leurs parents ont conduits au cloître, non pour y faire leur salut, mais pour y vivre. Pour eux, la profession monacale est un état; c'est du pain, c'est la quiétude somnolente de l'homme qui n'a point à pourvoir aux embarras du lendemain. Qu'il y a loin de ces êtres étiolés aux savants bénédictins, aux frères hospitaliers, qui ont laissé après eux tant de précieuses découvertes et de si mémorables exemples de charité et d'abnégation!

Les mahométans ont, comme les chrétiens orthodoxes de Turquie, leurs ordres religieux. Le plus nombreux est celui des *dervich.*

Le dervich n'est pas un moine proprement dit, du moins quant à la discipline et au genre de vie; c'est un personnage hypocrite et vaniteux, qui feint avec ostentation d'être le plus vertueux d'entre les croyants. Dans les rues de Constantinople et de Scutari, où il abonde, on le reconnaît à sa longue houppelande en drap grossier de couleur jaunâtre; sa coiffure, qui est le signe distinctif de sa condition, consiste en un bonnet de laine feutrée ayant exactement la forme d'un pot à fleurs renversé sur la tête. Rien de plus grotesque et de plus incommode surtout que ce singulier bonnet.

Certes il n'est pas au monde un peuple civilisé qui ne puisse s'attribuer une découverte plus ou moins utile. Comment se fait-il donc qu'avec cet esprit inventif l'homme n'a pas encore imaginé une coiffure ayant le sens commun? Il semble vraiment que dans leur manière de se coiffer, comme en toutes choses d'ailleurs, les peuples d'Orient s'appliquent à faire juste le contraire de ce que nous faisons, et cela bien plus par esprit de contradiction peut-être, que par convenance climatérique. Ainsi, nous portons des vêtements courts et serrés, ils les portent longs et amples; nous laissons croître nos cheveux et rasons notre barbe, ils laissent croître leur barbe et rasent leurs cheveux. Chez nous, se découvrir est une marque de respect, chez eux une tête nue est un signe de folie. Nous saluons inclinés, ils saluent droits; nous passons la vie debout, eux la passent assis; nous écrivons de gauche à droite, eux de droite à gauche. N'est-ce point un fait remarquable que cette diversité d'habitudes entre hommes ayant le même berceau?

Je reviens aux dervich pour faire connaître certains procédés thérapeutiques qui leur sont familiers.

Il y a deux classes de dervich: les tourneurs et les hurleurs. Les premiers se réunissent le mardi et le vendredi de chaque semaine dans une vaste salle destinée à leurs exercices. A un signal donné, ils entonnent tous, sur un ton nasillard, des chants dont la cadence se rapproche assez de celle de notre valse. Le mouvement rotatoire qu'ils exécutent d'abord posément ne tarde pas à s'animer au point de donner le vertige aux spectateurs. Pendant ces évolutions frénétiques, qui se prolongent des heures entières, chaque tourneur appelle sur lui, avec la main gauche élevée au-dessus de sa tête, les grâces du ciel, qu'il dissémine de la main droite sur le plancher, à l'intention des pécheurs et des malades qui ont recours à son ministère.

Je n'ai vu nulle part rien de semblable, si ce n'est dans le préau des maisons d'aliénés.

Un autre spectacle bien plus étrange encore m'était réservé ; c'est celui que donnent les dervich hurleurs, principalement ceux de Scutari. La mise en scène, toutefois, est la même partout.

Un groupe de chanteurs placé sur une estrade anime peu à peu par des mélodies bruyantes les dervich rangés en cercle et se tenant tous par les mains. Après une ronde de quelques minutes, les hurleurs se séparent et s'accroupissent les uns à côté des autres. Alors commence, sur un ton monotone, puis avec rage, une invocation qu'on croirait adressée au démon bien plutôt qu'à Dieu. Cette invocation consiste en un seul mot, *Allah*, que chaque hurleur prononce en inclinant la tête sur l'épaule gauche, et les syllabes *lah*, *lah* en la reportant sur l'épaule droite. Ces mouvements, d'abord lents et mesurés, s'accélèrent progressivement. De temps en temps le chef de la bande frappe le plancher du plat de ses mains pour exciter la ferveur chez ses voisins et marquer le rhythme de la manœuvre. Bientôt l'exaltation devient générale ; elle est telle que tous ces forcenés paraissent en proie à un délire des plus violents. La figure se couvre de sueur, l'œil s'injecte et brille de toutes les inspirations de la fureur, la voix prend un timbre sépulcral entrecoupé de rugissements ; les mains se tordent et les genoux s'agitent dans d'affreuses convulsions ; des sanglots annoncent le paroxysme le plus élevé de la crise, qui s'éteint ensuite rapidement dans la suffocation et l'anéantissement.

Cette représentation dure, en moyenne, deux heures. Je ne sais comment les malheureux acteurs peuvent y suffire. Les plus fervents tiennent à honneur de se distinguer des tièdes en se lardant le corps et les membres de coups de stylet. Ce n'est qu'à cette condition qu'ils sont, aux yeux du malade, investis du don de le guérir.

Après la séance que je viens d'esquisser commencèrent les consultations. Je vis sortir d'un cabinet voisin un vieillard à barbe blanche, au regard noble et bienveillant, au front large où la sagesse semblait avoir gravé ses maximes. Un enfant de quinze mois souffrant des coliques de la dentition fut placé à terre devant lui. Après quelques paroles cabalistiques, ce vénérable thaumaturge piétina le ventre du marmot sans que la pauvre victime de cette brutale opération laissât échapper un cri de douleur ou d'effroi.

Malgré le caractère sacré qu'ils s'attribuent, malgré les apparences de sainteté dont ils se revêtent, les dervich ne jouissent pas cependant d'une estime générale parmi leurs coreligionnaires. Les Turcs de la classe élevée les méprisent comme des jongleurs vivant aux dépens des dupes qui les écoutent et les rétribuent.

Un de nos collègues, M. S..., allant un jour de Galata à Scutari, fit la rencontre d'un caïque chargé de dervich, dont l'un jouait du violon à rompre son archet. Comme M. S... manifestait quelque surprise de voir ce personnage déroger ainsi à la gravité de son caractère :

— Hé, hé, major, lui dit le musicien, vous êtes étonné, n'est-ce pas, qu'on se donne un peu de bon temps par ici pendant que les camarades battent la semelle devant Bastopol ?

— Mais qui êtes-vous donc ? lui répondit M. S....

— Je suis un ancien zéphyr ; j'ai déserté de mon bataillon à Alger. Allez, ce sont de bons enfants que ces messieurs-là.

— Que faites-vous au milieu d'eux ?

— Vous le voyez, on se divertit ; de temps à autre, on se rafraîchit d'un petit coup de *mastic ;* avec ça le pain ne me manque pas, ni le vêtement non plus. Ce que c'est pourtant que la vocation !

Je ne prétends certes pas que tous les dervich sortent des zéphyrs ; mais il en est plus d'un peut-être qui serait digne d'y entrer.

Si, après avoir été témoin des extravagantes momeries pratiquées par les dervich, on a quelque envie de voir le charlatanisme sous une autre forme, il faut pour cela se rendre au cimetière des Arméniens, près du château des Sept-Tours. Là de hautes murailles entourent une vieille église, dernier vestige d'un couvent bâti vers la fin du onzième siècle. A quelques pas de cette église, dédiée à saint Matthias et livrée aujourd'hui au culte grec orthodoxe, se trouve une grotte tapissée des images en argent de la Vierge et des apôtres, dont la figure ruginée par les baisers des fidèles a fini par s'effacer complétement. Dans cette grotte, on voit le prodige assez rare d'un poisson qui guérit toutes les maladies : la teigne, la lèpre, les maux de ventre, les maux de dents, les dragons sur l'œil, les cauchemars, la goutte sereine, les rougeurs du nez, les sorts, les maléfices, rien ne résiste à son pouvoir. Il suffit au patient qui désire la fin de ses maux de boire quelques verres de l'eau du bassin dans lequel nage ce merveilleux animal moitié rouge, moitié noir, et ne pas oublier surtout de mettre une piastre dans la main du pope préposé à la garde du sanctuaire.

Je suis assez curieux des origines : la première fois que je visitai la grotte de Saint-Matthias, j'appris qu'un jour quelconque de l'année 1453 Mohammed II s'empara de la ville de Constantinople. Le frère portier du couvent, témoin du succès des Turcs, courut effrayé en porter la nouvelle au frère cuisinier, alors occupé d'une friture. — Ce que vous m'annoncez là est impossible, répond celui-ci; je n'y crois pas plus que je ne crois un de ces poissons capable de retourner à la mer. Aussitôt un rouget, déjà rôti d'un côté, s'élance de la poêle dans la mer de Marmara; on poursuit le fugitif, on le repêche et on le réintègre dans la piscine du monastère. Comme il n'est pas ordinaire qu'un poisson à moitié frit fasse des sauts d'une lieue, l'événement fut considéré comme un miracle, présage de grandes espérances.

Telle est aussi la conviction de la foule égrotante qui se rend chaque jour en pèlerinage au bassin de Saint-Matthias.

Presque tous les Turcs se couvrent d'amulettes; c'est dans leur pensée une précieuse égide contre toutes les maladies dont ils peuvent être menacés; les Grecs en pareil cas se confient à la science occulte des bohémiens. Dans l'épaisseur des formidables remparts qui s'étendent de la porte d'Andrinople à la porte du Canon se sont formées par éboulement de sombres cavernes peuplées de tourneurs de baguettes, de tireurs d'horoscope, d'interprètes des songes, de nécromanciens, tous de race gitane. C'est vers ces antres mystérieux que s'acheminent ceux que tourmentent des fistules, des lombagos, des vents, des chutes de luette, etc.; là se rendent aussi les maris qui veulent savoir ce qu'ils sont souvent fâchés d'apprendre.

Malgré les nombreux moyens de guérison que je viens d'énumérer, la mortalité n'en est pas moins très considérable à Constantinople. C'est que l'influence spéciale du climat, de même que l'insalubrité permanente de la ville n'y sont point contre-balancées par ces grandes mesures d'hygiène publique qui tendent à élever par une progression continuelle la durée moyenne de la vie en France. Toute la prophylaxie hygiénique dans les pays du Levant se résume dans l'usage des bains de vapeur; c'est à cette pratique, pour ainsi dire journalière, qu'il convient sans doute d'attribuer le privilége dont jouissent les Turcs d'échapper aux déplorables effets du méphitisme qui décime les étrangers.

Les musulmans écoutent volontiers les enseignements de la science et de la raison, mais par pure curiosité; on ne touche que leur épiderme. Soumis au dogme absurde du fatalisme, ils demeurent indifférents à toute innovation, même salutaire, si elle apporte une gène dans leurs habitudes. Demandez-leur compte d'un pareil aveuglement, ils vous répondent invariablement par le même mot : *Bakaloum* (*c'est bien, nous verrons*); ce qui veut dire en langage philosophique : Que m'importe le terme de mon existence! que m'importe que mon bateau soit petit ou grand, pourvu que j'y sois doucement porté!

V.

Pendant que je fouillais Constantinople, et que j'y récoltais des observations bien plus intéressantes par elles-mêmes que par la manière dont je les ai rapportées, l'armée expéditionnaire, partie de Varna et de l'île des Serpents, voguait vers Eupatoria, qu'elle occupait après quelques escarmouches insignifiantes. A peu de jours de là, s'accomplissait l'un des plus beaux faits d'armes dont puisse se glorifier notre amour-propre national : la bataille de l'Alma.

Il est peut-être sans exemple qu'une armée poursuivie par la peste, exténuée de fatigue et d'insomnie, opérant dans un pays inconnu, à huit cents lieues de la mère-patrie, sous la conduite d'un chef aux prises avec la mort, ait retrouvé au premier coup de canon assez d'audace et d'énergie pour attaquer et mettre en déroute un ennemi nombreux retranché dans une forteresse que sa configuration géologique semblait devoir rendre inexpugnable. Nous avons vu depuis, en cent autres rencontres, ces mêmes soldats, placés dans des conditions aussi désavantageuses, manifester la même résolution et combattre avec le même courage. Que faut-il faire de plus pour mériter l'estime et la reconnaissance qui s'accordent partout aux héros? Et pourtant, si l'on ajoutait foi à la foule des correspondances empreintes d'une stupide exagération, notre armée n'aurait obtenu que des succès faciles.

En effet, depuis six mois que nous sommes en présence de nos adversaires, il n'est pas une lettre venue de Crimée qui ne nous représente les Russes comme dépourvus de vivres et de munitions, harcelés par la maladie et mourant chaque jour par centaines, s'enfuyant lâchement dès qu'ils nous voient paraître. Il vaudrait mieux ne rien dire que de dire des riens. Comment ceux qui étourdissent l'Europe de tous ces échos mensongers ne comprennent-ils pas qu'ils rapetissent niaisement les difficultés réelles d'une entreprise gigantesque, et qu'ils nuisent à la bonne réputation de nos soldats en les mettant ainsi en lutte avec un ennemi aussi méprisable?

Après une terrible explosion dans la plaine de la Dobrutcha, le choléra, qui s'était attaché aux pas de l'armée française, la suivit jusqu'en Crimée. M. Lévy, informé qu'un convoi de blessés et de malades s'acheminait d'Eupatoria sur les hôpitaux de la division de Constantinople, me fit partir en toute hâte pour Rami-Tchifflik. Je m'y rendis le 22 septembre. Il m'en souvient, non parce que c'est le jour consacré par l'Église à saint Maurice, et par la nature à l'équinoxe, mais parce que je fus heureux de sortir enfin de l'inaction professionnelle qui commençait à me peser.

Une fois que j'eus traversé le faubourg d'Eyoub, je commençai, sous un soleil brûlant, à gravir la pente abrupte qui conduit à Rami-Tchifflik. Parvenu au sommet de cette colline, je me sentis transporté d'enthousiasme en présence du spectacle indéfinissable qui s'offrait à mes regards. Il y a dans certains tableaux de l'activité humaine, comme dans certaines scènes de la nature, un grandiose que le langage est impuissant à exprimer. Quand on a devant soi les cent minarets et les antiques remparts de Stamboul, avec leurs nombreuses tours encore debout; Péra, avec les obélisques de verdure qui s'élèvent de ses cimetières; Gulhané, avec son immense palais entouré d'arbres séculaires; Scutari, l'île des Princes, le beau village de Cadikeuï; à sa gauche le Bosphore; à sa droite la magnifique plaine de Daoud-Pacha, et la mer de Marmara bornée par le mont Olympe; à ses pieds la Corne-d'Or; à deux pas une route ondulée sans cesse couverte de caravanes qui se rendent à Andrinople ou dans les Balkans, est-ce assez de dire : C'est beau! Non; il est mieux de se taire et de garder ces merveilleuses impressions qui passionnent la jeunesse, et dont le souvenir suffit encore à charmer nos derniers jours.

A mesure que j'en approchais, l'hôpital de Rami-Tchifflik se dessinait à mes yeux avec la forme, l'élégance, tous les attributs enfin d'un véritable palais impérial. J'étais ravi de l'aspect de ma nouvelle résidence. L'illusion ne fut pas de longue durée. A peine avais-je franchi le seuil de cet établissement, dans lequel on entre par un élégant portique en marbre blanc, que je me trouvai au milieu de décombres et d'immondices, signes non équivoques de la malpropreté et de l'incurie des hôtes qui m'y avaient précédé.

Des murailles fendues, rongées par de profondes caries sur lesquelles les Turcs insouciants n'avaient pas même jeté une poignée de mortier; des corridors boueux parsemés de flaques d'urine; des salles sombres et humides ne recevant de jour que par une seule rangée de petites fenêtres dont les châssis sont en lambeaux; des toitures délabrées qui laissent complaisamment filtrer la pluie qu'elles reçoivent; deux cent huit latrines vomissant à pleine bouche une infection repoussante : voilà ce qu'était Rami-Tchifflik vu au dedans.

Tandis que je calculais d'avance les effets de l'insalubrité à laquelle nous allions tous être exposés, et que je m'efforçais de stimuler l'odieuse mollesse de trois à quatre cents ouvriers indigènes employés à des travaux d'installation et d'assainissement, on m'annonce que les bagages de M. Chenu et les miens sont arrivés.

Nous nous établissons dans les appartements du sultan, où nous trouvons pour tout ameublement deux paillasses garnies de foin. Le gîte n'était pas tout; il fallait vivre. Après bien des perquisitions, toutes infructueuses, nous finissons stoïquement par souper d'un pain de munition et d'une bouteille de gros vin rouge de Ténédos, dont les qualités échappent à toute comparaison. Isolés comme nous l'étions de tout voisinage habité, il fallut bien nous résigner à ce régime d'anachorète, qui d'ailleurs ne devait pas durer.

La nuit venue, nous nous couchons; mais à peine étions-nous allongés sur nos méchants grabats qu'une légion d'insectes affamés se précipite sur nous, nous attaque de face et de côté; pendant que d'une main nous repoussions les moustiques, nous faisions avec l'autre de vains efforts pour nous débarrasser des puces qui perforaient notre épiderme sur mille points à la fois. Au bout d'une heure d'une lutte également acharnée de part et d'autre, nous dégouttions de sang et de sueur. Je me disais : Me voilà donc, comme les premiers chrétiens, *damnatus ad bestias !* Mourir de la sorte, n'est-ce pas la dernière des humiliations?

Furieux et désespéré, je me lève, je m'enveloppe dans mon manteau et vais m'étendre sur le gazon de la cour. Autant la journée avait été brûlante, autant la nuit était froide et humide; bientôt je me sens glacé, et des coliques m'avertissent que je vais être malade d'une certaine façon. Je vois bien que je ne trouverai le repos nulle part; je regagne ma chambre. A peine me suis-je déshabillé que les assauts recommencent. Transporté d'une nouvelle rage, j'allume une bougie, et je me livre au massacre de tous ceux de nos ennemis que mes doigts peuvent saisir.

Enfin, le jour paraît et nous trouve debout. Nous nous regardons avec consternation : nous sommes hideux. Les piqûres enflammées des moustiques nous ont rendus méconnaissables, tant elles ont changé l'aspect de notre figure.

Ces doléances peuvent paraître puériles, mais au fond elles sont pourtant sérieuses en ce qu'elles accusent un genre de supplice intolérable par lui-même et souvent funeste par ses conséquences.

Lorsque dans les pays chauds les soldats campent sous la tente, il arrive souvent qu'ils soient privés de sommeil, parce que des milliers d'insectes les importunent sans relâche : ils préfèrent dormir en plein air. Mais alors ceux qui ont eu l'imprudence de déserter leur abri se trouvent exposés aux effets de la rosée et de la condensation nocturne des miasmes. C'est ainsi que j'ai vu en Afrique et au dépôt des convalescents à Daoud-Pacha un grand nombre de militaires contracter des ophthalmies, des paralysies faciales, des bronchites, la diarrhée, la dyssenterie ou la fièvre intermittente avec toutes ses nuances de forme et de gravité.

Pour mon compte, j'allais m'épuisant d'insomnie, lorsque quelqu'un me conseilla de coucher avec un morceau de camphre entre les jambes. Je dus à cet expédient de retrouver désormais la tranquillité et le sommeil.

Le 23 septembre, nous reçûmes une première évacuation, composée de 139 malades venant d'Eupatoria. Ils portent tous l'empreinte de l'influence climatérique sous laquelle ils ont vécu ; la permanence de l'action solaire a produit chez eux la prédominance de l'appareil hépatique ; la couleur de leur peau me rappelle les soldats nubiens que j'ai vus quelques jours auparavant.

Parmi ces malades, il n'y a qu'un petit nombre de cholériques ; les autres sont atteints de dyssenterie, de diarrhée bilieuse ou de fièvre continue rémittente à forme soporeuse et à paroxysmes pernicieux. Tous ces hommes attribuent ces diverses affections à l'insalubrité flagrante de l'eau qu'ils ont bue soit à Varna, soit pendant la traversée de Varna à Eupatoria.

L'émétique en lavage d'abord, puis le sulfate de quinine à haute dose me donnèrent des résultats tels que je crois qu'il n'y a pas de méthode curative préférable à celle-là en pareille occasion.

Trois jours après, M. le sous-intendant militaire Dubut me prévint qu'un convoi de 165 hommes atteints ou convalescents du choléra débarquerait dans l'après-midi au pont du faubourg d'Eyoub.

Tandis que l'officier comptable fait préparer des lits, je monte à cheval accompagné de deux aides-majors, MM. Alix et Lafond, munis de sucre et d'opium. Arrivés au lieu indiqué, nous trouvons nos pauvres malades couchés sur la grève et demandant en vain d'une voix éteinte: De l'eau, de l'eau ! A ces supplications lamentables, une foule compacte de musulmans fanatisés par les insinuations perfides et mensongères des Grecs contre nous ne répondait que par des sarcasmes et des ricanements.

Nous ménageâmes d'abord cette bande de malheureux dont l'égarement nous inspirait plus que de la pitié. Deux employés de l'hôpital chargés de procéder à la translation des malades faisaient d'inutiles efforts près d'un groupe de *kavas* (gendarmes) pour en obtenir par voie de réquisition largement payée un nombre quelconque d'*arabas* (voitures). Je m'approche et réitère la même demande : de toutes parts, on me répond qu'il n'y a pas de voitures dans le voisinage. Je savais le contraire. Indigné d'une telle impudence, je fais signe à deux de nos soldats que j'apercevais debout appuyés sur leur fusil, et en un clin d'œil nous dispersons cette tourbe insolente qui s'enfuit au premier geste menaçant que nous faisons.

A quelques pas de là, nous nous présentons devant la porte d'un *arabadji*, que nous sommons de nous fournir des voitures, du foin, des tapis, des couvertures, etc., pour établir commodément nos malades soit pendant leur transport, soit en attendant leur enlèvement. Le coquin nous répond en jurant par Allah qu'il ne possède rien de tout cela. Je lui réplique par une vigoureuse correction infligée au milieu de la rue ; je lui promets une nouvelle ration de bois vert sur les épaules s'il ne consent pas à nous satisfaire. Mon homme finit, après réflexion, par s'exécuter, et à son exemple les voisins se hâtent de vider leurs remises, leurs greniers et jusqu'à leurs lits, si bien qu'en un instant nous nous trouvâmes pourvus au delà de ce qu'il nous fallait.

C'est ainsi que nous obtînmes moyennant quelques coups de cravache ce que nous avions inutilement réclamé à prix d'argent.

Dans mon emportement, j'avais parlé aux récalcitrants du séraskier et de la prison. Je remarquai que cette menace produisait sur eux plus d'effet que les coups. Il est certain que si le ministre de la guerre, Rizza-Pacha, avait été informé de ce qui venait de se passer, la population d'Eyoub eût payé chèrement ses outrages et sa malveillance envers nous.

Depuis notre arrivée à Constantinople, nous avions trop souvent constaté l'accueil sympathique fait aux défenseurs de l'empire pour attacher à notre aventure un caractère d'hostilité générale. Aussi jugeâmes-nous plus que suffisante l'exécution que nous venions de faire nous-mêmes.

Entre le bâton et la prison, les Turcs n'hésitent pas à choisir. Frappez-les pour un motif légitime, si vous êtes d'une condition au-dessus de la leur, ils se regimberont rarement contre vous; mais ne touchez pas à leur barbe, autrement l'agneau se fait tigre.

Pour les Turcs, la prison est un objet d'effroi; cela vient de ce que le gouvernement ottoman n'établissant pas d'impôt sur les honnêtes gens pour nourrir les criminels, un prisonnier qui n'est point entretenu par sa famille ou par ses amis risque fort de mourir d'inanition.

Dès que je vis le transport de nos malades assuré, je repris le chemin de Rami-Tchifflick, laissant à M. Lafond la surveillance du convoi, auquel il eut le bon goût de faire rendre les honneurs militaires partout où un poste turc se trouvait sur son passage.

Il est souvent nécessaire pour ne point démoraliser l'homme qui souffre que le médecin affecte une sorte d'impassibilité, alors même qu'il se sent ému de compassion. J'avoue que, malgré l'énergie dont la nature m'a doué, je fus plus d'une fois visiblement troublé en assistant à l'installation de nos malheureux cholériques dans leur lit.

La peau des jambes, des cuisses, du dos, du ventre se dérobait à l'œil sous une gangue de matières stercorales solidifiées. Une vermine immonde couvrait les vêtements soudés à cette enveloppe. Dès qu'ils avaient été débarrassés de toutes ces souillures, les malades tombaient dans un sommeil profond interrompu seulement de temps à autre par des soupirs de bien-être et de satisfaction.

Nous aurions cru, mes collègues et moi, contrevenir aux lois de la prudence en ne respectant point ce repos salutaire. Sauf les cas où il nous paraissait urgent d'aider les cholériques à sortir de la période algide, nous n'avons jamais tenté sur des hommes anéantis par le malaise et la fatigue aucune médication active avant que la nature les eût préparés à en recevoir utilement l'application.

Les soupçons de contagion, accrédités à l'armée d'Orient, avaient tout d'abord intimidé nos infirmiers, soldats fournis par tous les corps de troupes, et par conséquent peu familiers avec le service des hôpitaux. Quelques paroles d'encouragement et l'exemple donné par les religieuses envoyées à Rami-Tchifflik ramenèrent bientôt tous ces hommes à la confiance et au sang-froid.

La présence des sœurs de charité dans nos salles comblait enfin un vœu que j'avais formé depuis longtemps. Celles qui nous apportaient ainsi leur concours venaient à nous sans attributions nettement déterminées d'avance; leur bonne volonté, qui était grande et sincère, fut souvent gênée dans son exercice par nos règlements, qui, n'ayant point prévu l'introduction de cet élément nouveau dans le service hospitalier, le laissaient en dehors de leur cadre. Une brèche vient d'être faite à ce cadre; les religieuses désormais vont participer régulièrement à la gestion médicale et administrative de nos hôpitaux. Cette coopération est diversement accueillie; les uns s'en inquiètent, les autres s'en réjouissent. La raison dit qu'il faut attendre. L'oignon est en terre, laissons-le germer.

Il n'entre point dans le plan de cette relation de faire l'histoire pathologique du choléra en Bulgarie et en Crimée; il faut pour cela l'autorité scientifique, l'élévation et la netteté des vues d'un écrivain qui a le rare privilége d'associer dans ses œuvres la gravité de la pensée à la mélodie du style. Attendons par conséquent le rapport de M. Lévy à l'Académie.

VI.

Le chien, dit-on, est l'ami de l'homme, ce qui n'empêche pas l'homme d'en être quelquefois mordu et souvent importuné. Nous étions établis à Rami-Tchifflik depuis quelques jours seulement, et déjà une bande de ces animaux, expulsés des tribus voisines probablement à cause de leur caractère hargneux, était venue exploiter nos parages. Des aboiements lugubres privaient chaque nuit nos malades de sommeil et jetaient dans leur esprit de sinistres pressentiments. Ce vacarme insupportable, auquel les indigènes demeurent indifférents, avait l'inconvénient d'arriver jusqu'à nous par le chemin de nos oreilles, aussi convînmes-nous de recouvrer le repos, fût-ce au prix du sang. La guerre fut donc déclarée, et les hostilités s'ouvrirent immédiatement. Je n'avais pas tiré le premier coup de fusil, qu'un feu roulant parti des fenêtres de l'hôpital abattait une trentaine de ces chiens; les autres s'enfuirent plus ou moins grièvement blessés. Il y eut bien encore dans la suite quelques retours offensifs, mais alors il suffisait de nous montrer pour mettre aussitôt l'ennemi en déroute.

Malgré l'impulsion imprimée par les officiers du génie aux travaux d'installation, la besogne marchait lentement. Une partie des malades restait toujours exposée au froid ou à la pluie. Les fosses d'aisances étant remplies jusqu'à la gueule, des marées miasmatiques poussées par le vent refluaient dans les corridors et jusque dans les salles, où elles manifestaient leur action par une fâcheuse recrudescence dans les symptômes qui marquent habituellement le déclin du choléra. Le génie fit procéder aux vidanges; elles furent pratiquées au moyen des ouvertures situées en dehors des murs de l'hôpital. Mais les ouvriers grecs employés à cette opération s'y prirent de telle façon, qu'en un instant Rami-Tchifflik fut entouré d'une vaste mare stercorale dont l'odeur se répandait à une lieue à la ronde. Nous étions sans doute parfaitement fortifiés contre toute attaque extérieure; mais aussi à quels dangers ne nous trouvions-nous pas exposés, nous qui habitions le centre de la place? Pendant plus de deux mois nous fûmes en proie à des tourmentes abdominales qui affectaient souvent une gravité inquiétante.

Les rafales qui nous venaient incessamment des Balkans ou de la mer Noire atténuaient bien un peu le maléfice de l'atmosphère dans laquelle nous étions plongés; néanmoins nous crûmes devoir recourir à un moyen de préservation plus efficace encore, parce qu'on peut en régler l'emploi à volonté. En conséquence, je fis allumer dans les corridors de grands feux alimentés avec du bois de sapin. Nous vîmes, à notre grande joie, qu'à partir de ce moment la diarrhée commença à laisser quelque répit à nos malades. Ce résultat, dont je ne veux pas exagérer la mesure, doit-il être attribué à ce que certaines émanations méphitiques sont détruites par la flamme ou par la créosote que contient la fumée? Cela est assez probable; toutefois, la théorie ici importe moins que l'utilité du procédé.

J'ai vu deux fois l'incendie dévorer un grand nombre de maisons en planches à Stamboul et à Ortakeuï. L'on m'a assuré que ces sinistres, très communs à Constantinople, sont toujours suivis d'une amélioration au moins passagère dans l'état sanitaire de la ville.

L'homme est un poison pour l'homme. Son individu physique n'est pas seulement au dedans une fabrique de matières et de vapeurs délétères, mais son enveloppe extérieure, la peau, est elle-même un atelier en continuelle activité. Par cet organe, nous filtrons, nous évaporons, nous absorbons toutes sortes d'exhalaisons malfaisantes. Chacun de nous est un ouvrier ambulant qui porte partout avec lui les instruments de ses insalubres *fabrications*. L'homme malade est un laboratoire beaucoup plus pernicieux encore, et qui, pour cette raison, devrait toujours être banni de l'enceinte des villes.

Un sujet atteint de maladie infectieuse peut être assimilé à un foyer qui projette des rayons pestilentiels, dont la direction et la limite sont modifiées par les courants d'air. C'est ainsi, comme chacun sait, que se transmettent la rougeole, la scarlatine, la coqueluche, la variole, etc. Tel est aussi pour moi le mode de progression du choléra, car j'ai vu à Rami-Tchifflik des blessés, des vénériens, des scorbutiques, des infirmiers frappés par l'épidémie qui sévissait autour d'eux. La fréquence de ces accidents prit bientôt des proportions assez alarmantes pour que M. Lévy me donnât l'ordre de faire retirer immédiatement les cholériques des salles, et de les établir sous la tente. Pour cela, je fis choix d'un terrain sec et élevé, à 80 mètres de l'hôpital. Cinquante-huit tentes y furent dressées sur trois lignes parallèles. L'orientation de ce campement avait été réglée de telle sorte que le vent à peu près continuel de nord-est balayait jour et nuit les miasmes fournis par nos cholériques, sans reflux possible vers les salles. Tant que la mansuétude de la saison nous permit de profiter de cet expédient prophylactique, les progrès de la contagion en furent sensiblement ralentis. Mais bientôt le froid et des pluies torrentielles nous forcèrent à abandonner les tentes. Une fois nos malades réintégrés dans l'hôpital, nous y vîmes éclore, et en grand nombre, de nouveaux cas de choléra.

Des sublimations méphitiques continuaient à nous envelopper de toutes parts; cet empoisonnement inévitable ruinait visiblement notre santé. Au lieu de nous aliter, nous préférâmes monter à cheval. Après des courses de quelques heures nous rentrions presque toujours épurés par d'abondantes transpirations.

Nos promenades étaient dirigées tantôt vers Saint-Matthias, où nous attirait notre admiration sans cesse renaissante pour son poisson miraculeux; tantôt vers le bourg de Litros, colonie de Bohémiennes chantantes et dansantes, dont les divertissements sont fort recherchés par les Turcs, qui ont eux-mêmes un goût passionné pour la mélopée et la chorégraphie. Le son du fifre et du *tarbouka* (tambourin) les enivre et les transporte, mais jamais au point de provoquer chez eux de ces écarts, de ces soubresauts qui donnent à nos merveilleux toute la gentillesse d'un batracien en belle humeur; les mouvements se bornent à des trémoussements sur place, dont la grâce et la souplesse ont beaucoup plus de caractère que les allures insipides de notre contredanse, ainsi nommée sans doute parce qu'elle est le contraire de la danse.

En Orient, tout exercice est pour l'homme une cause de fatigue, et toute fatigue une cause d'épuisement; aussi la musique, dans sa modalité, y prend-elle, comme la danse, une expression mesurée. L'amour, les combats, les voyages forment la matière d'éternelles improvisations débitées avec les inflexions d'une mélancolie religieusement écoutée. Les sentiments de l'âme ne se révèlent jamais par aucun geste, par aucune manifestation extérieure. Pendant qu'il chante, le Turc ressemble, comme on dit, à une statue sonore.

Il n'y a pas au monde une contrée plus riche que la Turquie d'Europe; le sol, composé d'humus, de sable et d'argile, est d'une fécondité inépuisable. La nature y déploie une activité prodigieuse; il faut être aussi vigilant à récolter qu'elle est prompte à produire. Au printemps, d'immenses plaines se couvrent d'épis et d'herbes fourragères. Après les récoltes, toute végétation disparaît sous l'ardeur dévorante du soleil. Lorsque pour la première fois j'aperçus de vastes terrains sans labour, des champs dépouillés, durcis comme une place publique battue sous le pied des passants, des domaines sans délimitation, des sillons à peine tracés, je proférai toutes sortes de malédictions contre l'insouciance des propriétaires du pays.

La réflexion vint bientôt tempérer la sévérité de mes jugements.

Après que les grandes chaleurs sont tombées, c'est-à-dire vers le milieu de novembre, commencent les labours en Orient. On sème d'abord ; puis, à l'aide d'une petite charrue traînée par deux buffles, on soulève à peu près 5 centimètres de terre. Dès que le grain a germé, le chevelu de ses racines s'enfonce et trouve dans les couches inférieures qui ont été laissées à leur tassement naturel un point de résistance à l'action des vents, qui bouleverseraient un sol trop meuble, comme un désert de sable. Il y a donc dans ce système de culture si contraire au nôtre un effet de la nécessité en même temps qu'une preuve de sagesse.

Partout où la nature est prodigue, partout où une population peu nombreuse est disséminée sur un sol fertile, l'homme devient paresseux. Que faut-il au Turc sous son climat si doux, avec des goûts si bornés ? Une galette pour le jour et un abri pour le soir. Voilà pourquoi il ne fait mettre en culture que la part de terrain qu'il juge nécessaire à la provision de l'année.

On a dit que partout où croît un pain naît un homme. Cela n'est pas absolument vrai pour la Turquie, car dans la plupart de ses provinces la densité de la population n'est pas en rapport avec la fécondité du sol. Cependant tous les musulmans, muphti et dervich, se marient ; ils ont plusieurs femmes et beaucoup d'enfants. Mais un grand nombre de ces enfants meurent faute des médicaments et des conseils que donneraient de bons médecins. D'un autre côté, il y a dans l'étendue de l'empire ottoman d'immenses contrées à peu près désertes, parce que leur insalubrité actuelle les rend inhabitables.

Que l'on guérisse la fièvre, et la Turquie rentrera dans la condition normale des multiplications humaines.

La polygamie, le divorce, la vénalité des femmes, qui s'acquièrent comme un immeuble, sont de la part de certains moralistes l'objet de récriminations plus ou moins désintéressées contre les Turcs. Ces habitudes matrimoniales en valent peut-être bien d'autres ; d'ailleurs elles ne sont ni illicites ni arbitraires. La pluralité des femmes dans une même famille musulmane n'est pas, comme on le croit, une preuve de la corruption de son chef ; elle n'est que l'accomplissement d'un devoir dicté par le Coran, l'influence climatérique, et réglé par la législation civile.

Montesquieu a dit que les lois doivent être tellement propres aux peuples pour lesquels elles ont été faites que c'est un grand hasard si celles d'une nation peuvent convenir à une autre nation. Que le régime de la polygamie ne soit pas nécessaire chez nous pour perpétuer l'œuvre de la création, tant mieux ! Du reste ce n'est pas déjà chose si agréable que de gouverner un harem.

A coup sûr, Adam n'aurait pu rester garçon sans compromettre l'avenir du genre humain. Aussi la nature nous invite-t-elle, comme notre premier père, à l'union conjugale. Mais tel qu'il est institué en France, le mariage est souvent un marché où il n'y a que l'entrée de libre. L'homme qui s'y est établi avec une femme acariâtre ou infidèle ne trouve de terme ou d'adoucissement à cette captivité que dans le suicide, l'ivrognerie ou des liaisons collatérales. Voilà pourquoi il y a tant de célibataires improductifs là où le divorce n'est point permis. En cas d'adultère ou d'incompatibilité d'humeur, un Turc liquide immédiatement la situation ; l'alliance est déclarée rompue ; la femme répudiée emporte avec elle la dot qu'elle a reçue du mari le jour de la cérémonie nuptiale. Si le cadi n'autorise point cette séparation, l'époux se résigne, mais jamais il ne se tue. Le suicide, en effet, est excessivement rare chez les musulmans ; pour eux la vie est comme le vêtement qu'ils brossent quand il est sale, qu'ils raccommodent quand il est déchiré, mais dont ils restent couverts tant qu'ils peuvent.

En quoi les Turcs auraient-ils à rougir des stipulations en vertu desquelles s'accomplit chez eux la conjugalité ? Il n'est pas besoin de tourner longtemps autour des choses pour voir qu'ils ne procèdent guère autrement que nous.

On a tout dit sur les manœuvres qu'emploie une mère pour marier une fille sans fortune. Cette stratégie diabolique a certainement acquis son plus haut degré de perfectionnement dans le quartier des Européens à Péra. Là point de spectacles, point de cercles ni de cafés, aucun lieu de réunions intimes ou publiques ; rien, en un mot, de ce qui rend le célibat supportable dans les grandes villes d'Europe. La nuit venue, tout rentre dans les ténèbres, parce que les rues ne sont point éclairées ; chacun s'isole en sa demeure et y passe le temps comme il peut.

Cette situation amène ordinairement les résultats qu'en attendent ceux qui l'ont si perfidement calculée. Il est peu de jeunes gens, en effet, qui résistent à cette épreuve si elle se prolonge. Les ennuis de la vie solitaire finissent par rouir les cœurs les plus durs ; c'est ce moment que choisissent les mères de famille pour tendre leurs panneaux. Il est rare qu'avec un peu d'adresse elles ne réussissent point à capturer un gendre.

Les perturbations atmosphériques opérées par le fameux ouragan du 14 novembre modifièrent la marche du choléra en Crimée et y hâtèrent sa décroissance. A partir de ce moment nous ne vîmes plus guère arriver que des malades atteints de diarrhées séreuses, dernier reflet de l'épidémie expirante, mais compliquées d'acrodynie ou de névralgies rhumatismales très douloureuses et très rebelles. Nos salles se remplissaient en même temps de sujets scorbutiques fournis par les équipages de la flotte.

Ma tâche en Orient était finie; je me préparai dès lors à rentrer en France.

J'avais vu naître Rami-Tchifflik, je l'avais aidé à grandir avec le concours unanime des hommes auxquels j'eus le bonheur d'être associé. Je ne me sentis pas la force de m'en éloigner sans une profonde émotion.

Le 5 décembre, je m'embarquai à bord du *Sinaï*. En quittant Constantinople, je laissais la Turquie aux prises avec un ennemi qui ne lui parut si grand que parce qu'elle avait pris l'habitude de le regarder à genoux. Depuis lors est survenu un événement qui va précipiter le dénoûment de cette lutte. Une fois rendus au régime de la paix, les Turcs vont-ils s'assimiler la civilisation des peuples d'Occident qu'ils voient défiler devant eux depuis un an? Il y a certaines réformes que leur interdit le Coran; mais leur intelligence étant très perméable aux infiltrations scientifiques, rien ne s'oppose à ce qu'elle en reçoive la bienfaisante action.

Après avoir perdu de vue la Thrace, la Thessalie, Paros et Tino, nous arrivons à Syra, qui ressemble assez bien à un bâton de perroquet, à cause de la disposition des maisons qui sont appliquées les unes au-dessus des autres sur toute l'étendue d'une colline à pente rapide. De Syra nous gagnons Smyrne en touchant à Lesbos.

Il n'est pas d'étranger qui descende à Smyrne sans visiter son bazar, le pont des Caravanes; le Mélès, fleuve fameux par la naissance d'Homère; le mont Pagus, couronné par les ruines d'un temple dédié à Esculape. Malgré l'empreinte des mœurs asiatiques qui s'y font remarquer, Smyrne a beaucoup des allures européennes: on voit bien qu'elle est un lieu d'échanges commerciaux entre l'Orient et l'Occident. Les marais qui s'étendent au delà du mont Pagus sont une source d'insalubrité permanente pour cette contrée.

Deux jours après nous sommes à Malte, la plus élégante, la plus propre, la plus régulière de toutes les villes qu'il y ait au monde. Nous visitons le palais du gouverneur, meublé de tapisseries, d'armures, de portraits qui nous rappellent une possession perdue ; l'église de San Giovani, pavée de tombes sur lesquelles on lit tous les grands noms de France. Nous nous éloignons le cœur oppressé.

Je ne retournerai plus à Malte, j'y ai trop souffert.

Au sortir des bouches de Bonifaccio, là même où vient de sombrer la frégate *la Sémillante*, la mer, qui depuis Syra n'avait cessé d'être mauvaise, devint tellement menaçante que nous nous trouvâmes obligés de chercher un refuge dans la rade d'Ajaccio. Nous ne fûmes enfin hors de danger qu'après avoir jeté l'ancre dans le port de Marseille.

Durant mes pérégrinations en Orient, j'ai vu des nations blanches, jaunes, noires ou cuivrées; des peuples sauvages ou civilisés; des chrétiens, des musulmans et des idolâtres ; j'ai vu des terres arides ou luxuriantes ; j'ai vu la nature revêtue de ses formes les plus splendides sous un soleil aussi radieux que le jour où le paradis fut créé. Aujourd'hui, si j'avais à me choisir une patrie, je préférerais encore la France.

C'est probablement parce que j'y suis né.

www.ingramcontent.com/pod-product-compliance
Lightning Source LLC
LaVergne TN
LVHW012019160826
845678LV00002B/914

* 9 7 8 2 3 2 9 6 6 6 4 0 2 *